NOTE

SUR LE TRAITEMENT

DE L'ECZÉMA ET DU PSORIASIS

Aux eaux arsenicales de La Bourboule

PAR

Le Docteur A. VÉRITE

Lauréat de la Faculté,
Membre de la Société d'hydrologie médicale et de la Société de médecine pratique,
Médecin consultant à La Bourboule.

Mémoire lu à la Société d'hydrologie

PARIS
P. ASSELIN, SUCCESSEUR DE BÉCHET JEUNE ET LABÉ
LIBRAIRE DE LA FACULTÉ DE MÉDECINE
Place de l'École-de-Médecine.

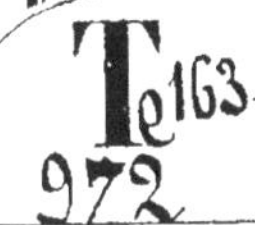

NOTE

SUR LE TRAITEMENT

DE L'ECZÉMA ET DU PSORIASIS

NOTE

SUR LE TRAITEMENT

DE L'ECZÉMA ET DU PSORIASIS

Aux eaux arsenicales de La Bourboule

PAR

Le Docteur A. VÉRITÉ

Lauréat de la Faculté,
Membre de la Société d'hydrologie médicale et de la Société de médecine pratique,
Médecin consultant à La Bourboule.

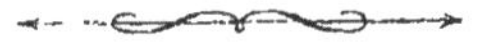

PARIS
P. ASSELIN, SUCCESSEUR DE BÉCHET JEUNE ET LABÉ
LIBRAIRE DE LA FACULTÉ DE MÉDECINE
Place de l'École-de-Médecine.

DU

TRAITEMENT DE L'ECZÉMA ET DU PSORIASIS

AUX EAUX ARSENICALES DE LA BOURBOULE.

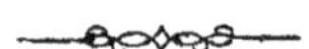

La dermatologie, plus peut-être que les autres branches de la science, exige, dans les termes que l'on emploie, la précision qui est indispensable à tout exposé scientifique. Selon les classifications, les mêmes mots sont employés pour dénommer des états morbides de la peau fort différents les uns des autres, et, comme il n'existe pas de synonymie réelle entre les auteurs qui ne professent pas les mêmes doctrines, il nous faut avant tout dire ce que c'est que l'eczéma et le psoriasis.

Il n'entre pas dans le plan de cette note de faire l'historique des différents sens qui ont été donnés à ces mots; nous étudierons seulement les définitions des deux principaux dermatologistes français, M. Bazin et M. Hardy, autour desquelles on peut grouper celles des autres auteurs, des auteurs français surtout, car les nuances s'accentuent si nous consultons les travaux étrangers. Pour citer un exemple, le psoriasis d'Erasmus Wilson n'a rien de commun avec l'affection ainsi nommée en France (1).

(1) Erasmus Wilson, *Diseases of the skin*, p. 172. — *Psoriasis is a mitigated and chronic form of psora or eczema.*

I.

ECZÉMA.

« L'eczéma, dit M. Bazin, n'existe pas comme entité morbide. C'est une affection générique appartenant à l'ordre des vésicules, que l'on retrouve dans plusieurs maladies dont elle ne doit être considérée que comme la manifestation. C'est ainsi qu'on peut avoir des eczémas traumatiques, scrofuleux, herpétiques, arthritiques (1). »

M. Hardy définit l'eczéma une affection caractérisée, au début, soit par des « taches exanthématiques, soit par le développement de vésicules ou de vésico-pustules, soit par des fissures épidermiques, donnant lieu à une sécrétion séreuse ou séro-purulente plus ou moins abondante, susceptible de se concréter en croûtes, et se terminant par une desquamation écailleuse de l'épiderme (2). »

Pour le savant professeur de pathologie interne, l'impétigo et le lichen sont des manières d'être de l'éruption eczémateuse, qui, suivant le sujet et les éléments de la peau atteints, revêt telle ou telle de ces formes. On voit que la considération de la lésion élémentaire est reléguée au second plan; l'eczéma devient l'expression type de l'herpétisme.

Cette dernière définition de l'eczéma ne saurait être acceptée par ceux qui reconnaissent comme nous, avec Bazin, l'existence de l'arthritis. Cette maladie générale fournit, en effet, la majeure partie des eczémas; force est bien, dans ces cas, d'ajouter au substantif eczéma le qualificatif arthritique.

Définition de M. Bazin. — « L'eczéma est une affection de la peau caractérisée à sa période d'état par l'existence de vésicu-

(1) Bazin, *Examen critique de la divergence des opinions actuelles en pathologie cutanée*, p. 76.

(2) Hardy. *Leçons sur les maladies dartreuses*, p. 55.

les petites, acuminées, agglomérées sur une surface plus ou moins étendue, et contenant un liquide séreux et transparent, qui se concrète en lamelles plus ou moins épaisses, et ensuite une simple exfoliation épidermique (1). »

Avant tout, ce qui caractérise l'eczéma, ce sont ses vésicules. La définition de Bazin comprend les caractères généraux de l'eczéma; mais l'affection présente des signes particuliers, suivant la maladie qu'elle représente. Reconnaître ces signes, c'est compléter le diagnostic qui part de la lésion élémentaire pour arriver à la connaissance de la maladie, grâce aux signes particuliers de l'affection.

Ces distinctions peuvent paraître subtiles à ceux qui ne se sont pas trouvés souvent aux prises avec les difficultés que présentent les dermatoses. Pour en faire saisir toute l'importance, je me suis livré, dans mes cours à l'Ecole pratique de la Faculté, à une digression que je demanderai la permission de reproduire ici.

Je connais une petite fille qui appelle M. Toussenel et celui qui signe Stahl « ses amis ». C'est vous dire que, dans la fréquentation de ces charmants esprits, son intelligence s'est étonnamment développée. Elle a reçu en étrennes une collection d'images coloriées d'Epinal. Chaque image porte une souscription qu'on lui a lue et relue bien souvent. Elle s'en souvient, et, quand on lui montre une case imagée, elle lit l'incident, bien qu'elle ne sache pas lire. Elle regarde d'abord l'image, puis, faisant attention aux vêtements et à la disposition des personnages, elle dit ce qu'ils font. Un jour que l'enfant était restée quelque temps sans voir ses images, je les lui montrai ; elle ne sut pas m'en faire l'explication. Mais depuis, ma jeune amie a appris à lire, et n'hésite plus dans la narration de l'épopée.

Le professeur qui montre une éruption décrit l'affection qu'il met sous vos yeux, fait comme les amis de l'enfant, il montre ce que représente l'efflorescence, mais il ne fait pas lire sur la peau, et peu de temps après la mémoire fait défaut, les nuances s'effacent.

(1) Bazin, *Leçons sur les affections génériques de la peau*, p. 139.

Or, il existe un alphabet dermatologique. C'est Willan qui en a indiqué les premiers caractères. Alibert a voulu arriver d'emblée à saisir le sens; c'est Bazin qui a trouvé la construction de la phrase.

Les lettres sont les lésions élémentaires.

Les mots sont les affections génériques.

La phrase ne s'obtient qu'en indiquant pour chaque affection sa nature; alors on a un sens, et l'on peut sans hésitation aborder de pied ferme le traitement.

Les principes généraux que je posais de la sorte, en appelant l'analogie à mon aide, sont applicables à toutes les affections de la peau. Je m'occuperai seulement de l'eczéma et du psoriasis de nature herpétique et arthritique.

Pour les reconnaître, M. Bazin a donné des caractères que nous reproduisons dans le tableau ci-dessous :

Eczéma herpétique.	Eczéma arthritique.
Tendance à l'extension. Occupe de préférence les membres.	Plaques nummulaires bien circonscrites. Occupe de préférence les parties découvertes ou les ouvertures naturelles.
Symétrie très-frappante.	Asymétrie. Lorsque deux parties symétriques sont atteintes, elles le sont inégalement et successivement.
Sécrétion abondante.	Sécheresse relative.
Rougeur très-vive.	Coloration d'un rouge foncé comme violacée.
Affection essentiellement mobile, récidives fréquentes.	Persistant sur le même point.
Démangeaisons intenses.	Elancements et picotements.
Métastases fréquentes, catarrhes bronchiques et intestinaux.	Pas de métastases.
	Antécédents arthritiques (rhumatisme, goutte).

Cette division n'est pas uniquement doctrinale. Elle nous présente deux espèces cliniques.

« Les eczemas localisés, dit M. Devergie, présentent d'ailleurs ce caractère commun : qu'ils sont en général bornés à une surface très-circonscrite; qu'ils ont une ténacité très-grande, qu'ils sont très-sujets à récidiver dans le même point; qu'ils parcourent leurs périodes sans s'étendre, et qu'ils peuvent ainsi exister toujours sur la même surface pendant dix, douze, quinze et vingt ans (1). »

On voit que M. Devergie, bien qu'il ne pense indiquer qu'une variété de l'eczéma, énumère dans cette description un grand nombre des signes que nous avons attribués, dans le tableau précédent, à l'eczéma arthritique.

Hâtons-nous de faire une remarque analogue relative au traitement. Les divergences que nous avons signalées entre les diverses manières de considérer l'eczéma, si profondes qu'elles paraissent, cessent lorsqu'il y a lieu d'instituer la médication. De même que Bazin administre les alcalins dans l'eczéma arthritique, M. Hardy fait remarquer que, lorsque l'eczéma persiste pendant longtemps en un même point, surtout lorsqu'il se mélange avec l'intertrigo, aux aisselles ou aux aines, le bicarbonate de soude réussit très-bien, et le professeur l'ordonne avant de recourir à l'arsenic.

J'arrive aux observations que j'ai recueillies l'an dernier à La Bourboule. Les développements dans lesquels je viens d'entrer permettront de les embrasser facilement, en se reportant au diagnostic qui est en tête, diagnostic porté, pour la plupart d'entre elles, par mon éminent maître M. Bazin.

Observation I.

Malade adressé par M. Bazin avec la note suivante :

« *M... a été atteint d'eczéma aux jarrets, symétrique, vers l'âge de sept à huit ans; il ne reste plus aujourd'hui qu'un placard sur le cou-de-pied.*

« *Je conseille une saison a La Bourboule; les eaux seront prises en boisson, bains et douches finement pulvérisées.* »

M. J..., dix-sept ans, fut atteint, dans l'hiver 1864-65, d'un eczéma siégeant principalement aux jambes, qui a été long, douloureux, très-étendu, très-tenace. Il a fallu plusieurs fois des bains pour détacher le linge adhérent à de nombreuses surfaces suintantes. A la fin de mai

(1) Devergie, *Traité pratique des maladies de la peau*, p. 121.

(1865), M. Bazin a reconnu un eczéma herpétique et a prescrit l'arséniate de soude, des lotions de borax et de glycérine, des bains d'amidon, et la conspersion avec la poudre d'amidon. Ce traitement a produit de bons effets : le 15 octobre, la guérison était presque complète. Quelques menaces de retour de l'eczéma ont cédé à de simples lotions de borax.

En 1868, pendant trois mois, récidive légère, cédant au même traitement qu'en 1865. Le 20 décembre 1873, récidive grave, qui a pour siége principal la partie antérieure du genou et le creux poplité; marche difficile, puis impossible. Traitement par les purgatifs et les bains. Les genoux sont dégagés depuis le 12 mars, mais il y a fréquemment de petites plaques irritées autour du cou-de-pied, qui s'écorchent par le frottement, sèchent assez vite, mais reviennent.

A La Bourboule, vingt et un bains ont été pris du 3 au 23 août 1874.

Les eaux ont été bues graduellement, de un demi-verre à quatre verres par jour.

Il n'y a plus aucune trace de mal local, et le 27 janvier 1875, m'étant informé s'il y avait eu récidive, j'apprends que rien ne motive de l'inquiétude et que la santé générale est meilleure que l'an dernier.

Observation II.

M. X... m'est adressé par M. Bazin avec la note suivante :

« *Eczéma qui dure depuis quatorze ans et revient périodiquement, alternant avec des bronchites capillaires. M... a eu des rhumatismes et des hémorrhoïdes.*

« *Les eaux seront administrées avec modération, en boisson, bains et douches pulvérisées.* »

Ce malade présentait un eczéma symétrique, fluant, très-démangeant, situé sur la partie antérieure des cuisses et les jambes. Sur les bras, il éprouvait de violentes démangeaisons; les grattages y amenaient une éruption lichénoïde. Une toux quinteuse était suivie, le matin surtout, d'une expectoration visqueuse très-liquide. Parfois, des accès de dyspnée, que j'attribuai à l'abondance de la sécrétion catarrhale, accompagnés d'un léger état fébrile, faisaient craindre une complication pulmonaire aiguë; mais, dès que l'expectoration se produisait librement, ces symptômes disparaissaient. Les bruits du cœur étaient normaux,

Une modification très-rapide se produisit sous l'influence du traitement thermal dans l'état du malade; la sécrétion de l'eczéma devint moins abondante; les croûtelles qui survinrent furent remplâcées par une peau fine qui se durcit, malgré la continuation des bains, sans se fendiller.

C'est vers le douzième jour du traitement que le mieux a été le plus sensible; alors le malade pouvait sortir et depuis longtemps ne s'était senti si bien portant.

Un mois après le traitement thermal, une récidive eut lieu à la ambe gauche; cette récidive a duré cinq semaines; mais, m'écrit le malade, la poitrine est restée dégagée, la respiration est libre (janvier 1875).

Les récidives surviennent assez fréquemment après un cure arsenicale médicamenteuse; elles offrent sur l'apparition première cette différence, qu'elles ont une durée moins longue et une gravité moins grande.

Observation III.

Eczéma symétrique siégeant sur les deux mains depuis quinze ans. — Pharyngite.

M. S... est sujet depuis dix-huit ans à une éruption localisée d'abord dans la paume des mains.

Sa profession l'obligeant à toucher des étoffes teintes, son affection a été considérée pendant longtemps comme affection professionnelle; depuis deux ans, la face dorsale des mains est atteinte. Du côté du pharynx est survenue une poussée qui, par extension, a provoqué un changement du timbre de la voix. M. Cusco, mon maître, chirurgien de l'Hôtel-Dieu, reconnaît que les cordes vocales ne présentent que très-peu de rougeur. Il ordonne des pulvérisations avec l'eau d'Eaux-Bonnes, et l'eau de La Bourboule en boisson. Le malade se rend à La Bourboule. Les vésicules très-nettes de son eczéma normal étaient remplacées par de fines croûtelles. Après dix jours de traitement thermal, ces concrétions lamelleuses faisaient place à des traînées rouges, qui laissaient en quelques points le chorion à nu.

Le pharynx, qui était luisant, couvert de viscosités adhérentes, se déterge. L'eau, prise en boisson de deux à quatre verres, en bains prolongés, en douches pharyngiennes, en lotions, amène un résultat très-satisfaisant. Les points excoriés sont cicatrisés; la voix est plus claire.

Le malade, qui était sujet tous les ans, à l'automne, à de nouvelles poussées, n'a rien eu cette année (octobre 1874 et janvier 1875).

Observation IV.

Ce malade m'a été adressé par M. Bazin avec la note suivante : « *Eczéma sur le front et sur les doigts, M... a fait une saison à Royat. — Démangeaisons anales.* »

Je cite ce cas surtout pour mettre en relief ce fait que l'arsenic peut agir contre des lésions cutanées stationnaires, alors que les alcalins qui les ont arrêtées dans leur cours ne les modifient plus.

Après un traitement de vingt jours, qui n'a présenté d'autre incident qu'une légère angine, qui m'a fait suspendre le traitement pendant deux jours, l'éruption des doigts et de la face a complétement disparu.

Observation V.

Malade adressé par M. le Dr Choussy.

Eczéma nummulaire siégeant sur la partie postérieure du tronc entre les deux omoplates. Très-peu de suintement.

C'est la seconde saison que cette malade fait à La Bourboule.

Il y a deux ans, elle avait suivi un traitement thermal aux eaux de Bagnols (Lozère), pour des douleurs rhumatismales.

Le placard éruptif qui était le siége d'élancements et d'un vif sentiment de brûlure était rouge proéminent, surtout à la périphérie, nettement limité d'avec la peau saine environnante, et était devenu plus pâle, moins douloureux.

Ce n'est évidemment qu'un succès relatif.

II.

PSORIASIS.

M. Bazin a indiqué comme il suit les caractères qui séparent le psoriasis dartreux du psoriasis arthritique.

« Le psoriasis herpétique débute par les coudes et les genoux, tandis que le psoriasis arthritique occupe les parties découvertes du corps et principalement la paume des mains, la plante des pieds, etc. Celui-ci reste localisé aux points où il est né, tandis que celui-là tend à envahir toute la surface du corps, des coudes et des genoux, se propage sur les membres et le tronc; le premier est caractérisé par des plaques arrondies et recouvertes de squames blanches, argentées et sèches; le second, par des plaques qui peuvent revêtir toutes formes et sont recouvertes de plaques jaunâtres et humides; enfin, le psoriasis herpétique est le siége de démangeaisons, et le psoriasis arthritique de picotements et d'élancements (1). »

Le seul cas de disparition complète de l'éruption m'a été présenté par un psoriasis herpétique franc.

Observation VI.

Psoriasis herpétique.

M. V... est atteint depuis un an d'un psoriasis herpétique guttata répandu sur presque tout le corps, mais particulierement sur les coudes, les genoux, le scrotum, le dos et la tête. Aux coudes, aux genoux et sur le dos, les taches sont blanches nacrées, formées de la superposition d'écailles qui se reproduisent quand le malade les enlève sous l'influence des démangeaisons qu'il éprouve. La confluence de l'éruption à la tête ne permet pas de voir le cuir chevelu. Apres vingt-

(1) Bazin, *des Affections génériques de la peau* p. 404.

cinq jours de traitement qui consiste en boisson, bains, douches et lotions, le malade était débarrassé de cette éruption. Sur les points récemment atteints, les squames ont entièrement disparu, ainsi que les taches qui leur succèdent. Là où les éléments éruptifs étaient plus anciens, il restait une tache brunâtre qui disparut par la suite. Je dois dire que le traitement thérapeutique déjà commencé par le malade me permit d'atteindre presque de suite la dose de quatre verres d'eau.

L'ordonnance de M. Bazin, qui m'avait adressé ce malade, portait :

« *M... prendra l'arséniate de soude en granules de chacun 1 milli-*
« *gramme; on débutera par 2 granules chaque jour; de quatre en quatre*
« *jours on augmentera d'un granule jusqu'à vingt par jour.* »

Chez ce malade, il n'y a pas eu de rechutes depuis ; mais chez un autre malade, qui était parti également débarrassé d'un psoriasis herpétique, il y a eu depuis une récidive à la suite d'écarts de régime, que la position de ce malade rend très-difficile à éviter.

Observation VII.

« *Psoriasis à la tête, aux jambes, au coude ; hémorrhoïdes ; constipation.*

« *Le psoriasis est très-démangeant et se rapproche de l'eczéma nummulaire.* »

(*Note de M. Bazin, qui m'a adressé ce malade.*)

J'ai obtenu dans ce cas un résultat moins complet que dans les observations précédentes, malgré l'exactitude apportée dans son traitement par un malade très-désireux de guérir. Il était très-vivement affecté de l'existence de cette éruption. Peut-être faut-il tenir compte de l'action déprimante de cette disposition d'esprit.

Les squames, peu étendues, n'existaient pas sur toute la surface des taches, mais surtout à leur périphérie ; après la chute des squames, la peau resta lisse, tendue, très fine, mais la cutanisation ne s'opéra que par îlots, aux jambes, qui étaient encore d'un rouge luisant lors du départ de ce malade, après vingt jours de traitement.

Observation VIII (1).

Observation de M. Gubler.

Psoriasis madidans inveterata.

M. V..., âgé d'environ vingt-huit ans. — « La surface de son corps était presque tout entière couverte de larges plaques rougeâtres jambonnées, parsemées de squames friables granuleuses, nullement brillantes ni nacrées. Ces plaques, à contours arrondis, semblaient résulter des intersections de cercles multiples et provenaient de la confluence des plaques primitives ; elles tranchaient sur la peau saine, dont il ne restait d'ailleurs que des intervalles très-étroits, évalués au cinquième de la surface totale du corps... »

Le début de l'affection remontait déjà à plusieurs années.

M. Gubler conseilla l'usage des amers, de la solution arsenicale :

Arseniate de soude 0 gr. 20 ;

Eau distillée, 20 grammes.

5 à 10 gouttes matin et soir, dans l'eau de Vichy (Lardy) ; bains alcalins, lotions avec solution boratée ; et, dans la saison favorable, une cure à La Bourboule.

« Les résultats du traitement médicamenteux furent peu marqués. Au contraire, la cure faite à la Bourboule, sous la direction de M. le Dr Peyronnel, médecin inspecteur, produisit les meilleurs effets, et lorsque je revis le malade, le 11 octobre 1869, sa figure était blanchie et *presque* débarrassée de toute desquamation épidermique. Il en était de même sur les autres parties du corps.

« Cette amélioration ne fut pas de longue durée, et quand M. V... se représentait le 30 novembre suivant, les surfaces affectées étaient redevenues rouges et légèrement écailleuses. Il fallut se remettre au traitement dépuratif et altérant. Après un temps d'arrêt très-court, les choses reprirent bientôt leur aspect des mauvais jours.

Observation IX.

M. M..., vingt-six ans, conducteur de travaux, m'est adressé par M. le Dr Choussy, propriétaire de l'établissement thermal qui porte son nom, à La Bourboule.

(1) A. Gubler. *Thérapeutique*, p. 923, t. I.

Il présente sur le devant du thorax une éruption rouge jaunâtre limitée par des arcs de cercle, au bras une plaque rougeâtre, et à la tête un amoncellement de squames grisâtres. Les squames ne sont pas brillantes à la tête, mais plutôt un peu humides. La plaque psoriasique qui siége à la hauteur du biceps, au bras gauche, a cinq centimètres, sur trois; parmi les squames peu abondantes qui la recouvrent, on aperçoit quelques pustulettes d'acné.

Le malade est atteint de cette éruption depuis quatre ans; il a déjà suivi l'an dernier un traitement à La Bourboule. L'éruption, qui s'était amendée, est survenue de nouveau au printemps dernier.

Sous l'influence du traitement, les squames tombent, les taches, débarrassées de cette couche épidermique surabondante, s'effacent. La peau reprend presque partout son état normal. Ce malade avait été atteint de douleurs rhumatismales violentes quelques années auparavant. Il se plaignait encore de douleurs sciatiques. Lorsque je quittai La Bourboule, au mois de septembre, le malade présentait encore, après un mois de traitement divisé par une intervalle de huit jours, des traces de son affection sur les limites de l'éruption qui siégeait sur le thorax, et de la rougeur sur la plaque du bras. La tête était bien nettoyée.

Des observations qui précèdent, nous pouvons conclure que, dans le psoriasis arthritique, les effets de l'eau de La Bourboule sont moins rapides que dans le psoriasis dartreux franc, et qu'en tout cas une seule saison ne met pas à l'abri des récidives.

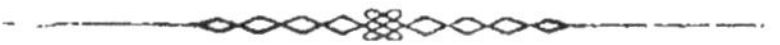

Ce travail serait incomplet si je passais sous silence un mémoire publié l'an dernier dans l'*Union médicale* par M. le Dr Richelot, inspecteur des eaux du Mont-Dore (1). En effet, l'auteur émet l'opinion suivante :

« La médication de La Bourboule n'est point une médication franchement arsenicale. »

Et il appuie son appréciation sur ce que :

(1) *Union médicale*, numéros des 28, 30 avril et 2 mai. — *Parallèle sommaire de l'eau du Mont-Dore et de La Bourboule*, par le docteur Richelot.

1° Dans l'eau de La Bourboule, l'arsenic se trouve en présence d'une quantité considérable de principes fixes : chlorure de sodium et bicarbonate de soude;

2° Sur ce fait, que l'eau de La Bourboule ne produit pas, comme l'eau du Mont-Dore, certains phénomènes qui seraient dus à la médication arsenicale.

Pour le chlorure de sodium, s'il a été considéré comme antagoniste de l'arsenic, c'est d'une façon dubitative.

Voici en effet le passage des *Commentaires* de M. Gubler, auquel l'auteur nous renvoie :

« Tout ce qui s'oppose au conflit de l'oxygène avec les héma-
« ties est antagoniste du chlorure de sodium. De ce nombre
« sont l'eau de laurier-cerise et l'acide cyanhydrique, *probable-*
« *ment* aussi l'arsenic et l'antimoine (1). »

A l'article *Arsenic*, le professeur de thérapeutique ne cite pas le chlorure de sodium parmi les antagonistes de l'arsenic.

C'est que, le fait relatif à l'action de l'arsenic sur les hématies serait-il certain, qu'on ne saurait y voir une annihilation de l'arsenic; l'action des médicaments n'est pas une, et leur antagonisme dans un de leurs modes d'action n'implique pas leur antagonisme dans les autres.

Quant au bicarbonate de soude, non-seulement il n'est pas antagoniste de l'arsenic, mais sa présence peut être mise à profit. C'est ainsi que, chez le malade de l'observation II, qui m'a été adressé par M. Bazin, chez le malade de M. Gubler (observation VIII), ces maîtres avaient associé dans le traitement médicamenteux les alcalins à l'arsenic.

Même dans les eczémas dartreux, lorsqu'ils sont entés sur une constitution arthritique, cette association est particulièrement favorable.

On ne saurait donc s'appuyer sur la présence des sels fixes dans l'eau de La Bourboule pour lui refuser les avantages de la médication arsenicale.

Si je voulais suivre M. Richelot dans le parallèle qu'il a essayé d'établir, j'ajouterais que, même pour la thèse qu'il

(1) Gubler, *Commentaires*, p. 521.

soutient, il est heureux qu'il en soit ainsi, car, *par rapport à l'arsenic*, l'eau du Mont-Dore contient plus de sels fixes que l'eau de La Bourboule. Mais j'ai hâte d'aborder des faits moins hypothétiques.

« Si l'eau de La Bourboule, dit M. Richelot, renfermait 24 milligrammes d'arséniate de soude libre et pouvant exercer son action spéciale sur l'organisme, on observerait souvent des symptômes d'empoisonnement parmi les malades qui chaque jour boivent plusieurs verres de cette eau à la source et prennent des bains plus ou moins prolongés. » (Mémoire cité, page 711.)

Or, c'est une erreur de penser que l'eau de La Bourboule, administrée d'une manière intempestive, ne produise pas d'accidents.

« J'ai administré, dit M. Gailleton, chirurgien de l'Antiquaille et des Cazeaux, les eaux deLa Bourboule transportées, à la dose d'un verre à trois bouteilles par jour. A dose élevée, elles déterminent de l'embarras gastrique, de la diarrhée, quelquefois de la constipation, et produisent assez souvent les effets physiologiques de l'arsenic : chaleur et démangeaisons à la peau, rougeur des conjonctives (1). »

Dans une lettre bien curieuse, publiée l'an dernier dans *El Siglo medico*, un médecin espagnol portait à la connaissance de ses confrères les dangers auxquels ils s'exposaient en ordonnant l'eau de La Bourboule comme une simple eau de table.

Un de mes collègues à La Bourboule, M. le Dr Prosnowski, est parvenu à produire sur lui-même une poussée aiguë de furoncles, en prenant tous les jours une dose croissante d'eau de La Bourboule. Il n'avait jamais eu de furoncles jusqu'alors; il n'en a plus eu depuis.

Un malade qui reçoit actuellement les soins de mon ami le Dr Onimus a présenté, après quelques jours de traitement, une véritable saturation arsenicale. Deux verres d'eau de La Bourboule lui causaient de la douleur dans la région du foie et une perte absolue d'appétit avec langue saburrale. J'ai dû suspendre

(1) Gailleton, *Traité élémentaire des maladies de la peau*, p. 141.

le traitement, après avoir constaté, par la répétition des accidents, que ce n'était pas une simple coïncidence.

Mais nous dirons, avec Trousseau : « Il faut aussi ne pas donner comme symptômes de l'infection arsenicale des accidents tout à fait exceptionnels, et qui sont le résultat du hasard ou qui surviennent chez des gens doués d'une susceptibilité insolite (1). »

C'est évidemment parmi ces faits tout à fait exceptionnels qu'il faut ranger les cas cités par M. Richelot « d'hommes robustes qui ne pouvaient pas supporter un quart de verre d'eau minérale du Mont-Dore. »

Dans les affections pulmonaires, l'arsenic est administré à doses moins considérables que dans les affections cutanées, mais alors même il ne faut pas s'exagérer la susceptibilité de l'organisme. Dans un très-remarquable Mémoire lu à l'Académie de médecine, mon excellent maître Moutard-Martin a dit, dans ses conclusions :

« Quand on ne dépasse pas les doses de 15 milligrammes à à 2 centigrammes, la tolérance peut être, pour ainsi dire, indéfinie. »

Cette dose maxima est représentée par un litre d'eau de La Bourboule, et, pour atteindre une dose équivalente, il faudrait l'ingestion d'une quantité énorme d'eau du Mont-Dore.

Si l'on administre cinq ou six verres d'eau de La Bourboule, c'est à des malades atteints d'affections chroniques de la peau, qui ont déjà été arséniés, et qui, pour la plupart, sont en cours de traitement arsenical au moment où ils se rendent aux eaux.

Pour le psoriasis, particulièrement, il faut parfois atteindre des doses considérables pour arriver à un résultat. Cela n'est pas particulier aux eaux de La Bourboule, mais s'applique à la médication arsenicale en général. Chez un vieux teinturier, véritable habitant de l'hôpital Saint-Louis, n'ayant rien du pilier d'hôpital, et demandant au contraire à grands cris à être débarrassé de son affection, M. Lallier, médecin très-distingué de cet hôpital, a administré jusqu'à 80 gouttes de solution de Fowler, et le psoriasis a disparu; il y a eu une ou deux syncopes, des étourdissements, mais pas d'éruptions pathogénétiques.

(1) Trousseau et Pidoux, *Traité de thérapeutique*, p. 365.

Le psoriasis est revenu peu de temps après; on a eu recours de nouveau à la solution de Fowler, administrée à la dose de 40 gouttes par jour, et à des applications d'huile de cade. La guérison a été obtenue de la sorte sans accidents arsenicaux.

Chez un maçon, M. Lallier a administré l'arsenic jusqu'à la dose de 64 gouttes de solution de Fowler. Il y a eu des nausées et du malaise; on y avait joint l'enveloppement avec la toile de caoutchouc. — Succès réel.

Ces deux malades avaient été déjà soumis au traitement topique seul, sans résultat.

Nous ferons remarquer que ces doses considérables d'arsenic n'ont pas donné lieu à des éruptions arsenicales. Autant celles-ci sont produites fréquemment comme affections provoquées directement par les sels arsenicaux servant à l'industrie, autant elles sont rares en tant qu'accidents internes ou d'absorption. Les premières présentent tous les caractères qu e mon illustre maître Bazin a attribués aux éruptions artificielles en général : le siége sur les parties découvertes, la forme vague, la multiplicité des éléments et leur dissémination.

Voici un exemple de ces éruptions. C'est une observation que j'ai recueillie à Saint-Louis, il y a trois ans, dans le service de M. Bazin, sur *Girardin Edmond,* âgé de vingt-neuf ans, journalier, demeurant rue Richard-Lenoir, nº 35.

Ce malade travaille, depuis cinq jours, aux préparations arsénicuses; il fait bouillir l'arsenic et le sulfate de cuivre : ces préparations se dessèchent, et leur poussière donne lieu aux éruptions qui nous occupent. Il n'a eu ni douleurs de tête ni insomnie. Il a vu apparaître tout d'abord, sur le front, de petites vésicules surmontées de points noirs et croûteux, de même sur les deux ailes du nez, et sur la facette du menton. Sur les poignets et les doigts, les éruptions ont marché plus rapidement, car elles paraissent plus avancées; elles présentent des croûtes noires et déprimées, entourées d'une auréole rouge inflammatoire. Sur le dos du pied, on voit de larges eschares; c'est au-dessous de ces eschares qu'apparaîtra l'ulcération, le chancre arsenical.

Le scrotum est rouge, érythémateux ; certains points présentent l'eczéma arsenical. Les plaques érythémateuses ne sont pas très-élevées; mais on remarque, sur d'autres points du scrotum, des papules recouvertes de squammes dures, épaisses et verdâtres (plaques muqueuses arsenicales). La manifestation cutanée la plus ordinaire, c'est la pustule.

C'est une dermite pustuleuse qui produit les eschares que porte ce malade. La pustule, produit du contact de l'arsenic, se crève et devient ainsi une solution de continuité; la poussière arsénieuse détruit alors molécule par molécule, agrandit de la sorte la partie dénudée, et l'on voit des ulcères de 1 à 2 centimètres de diamètre.

Contrairement à l'opinion de M. Vernois, qui pensait que les eschares ne surviennent que lorsque les téguments présentent des solutions de continuité, éraillures ou piqûres, M. Bazin a produit expérimentalement, par des frictions avec le vert de Scheele, qui n'ont pas entamé l'épiderme, des éruptions tout à fait semblables à celles que l'on observe chez les ouvriers fleuristes. On voit, dans cette observation, que l'action irritante spéciale des composés arsenicaux se produit sur tous les points où l'agent peut se déposer, et *jamais ailleurs*, comme l'a fait remarquer M. Vernois.

Les doigts éprouvent les contacts les plus fréquents ; dans leur repli sus-unguéal se logent les particules irritantes, et si, parmi les siéges topographiques habituels des éruptions produites par les composés arsenicaux, nous avons en première ligne le pourtour des ongles, le bout des doigts, la pulpe des doigts, il n'y a nullement (comme le dit M. Richelot) «une action élective sur le pourtour des ongles, qui s'observerait chez les sujets qui sont soumis à l'influence des composés arsenicaux (1).

Lorsque, après six jours de traitement au Mont-Dore, chez une dame atteinte de rhumatisme noueux, tous les doigts des deux mains deviennent douloureux à leur extrémité; lorsque, le lendemain, il s'est formé à l'annulaire gauche un gonflement rouge autour de la racine de l'ongle; lorsque, le huitième jour, il est sorti beaucoup de pus de ce gonflement; lorsque, le dixième jour, le médius gauche a présenté la même

(1) Richelot, *loc. cit.*, p. 678.

suppuration, il n'y a dans ces faits rien de comparable à l'action des composés arsenicaux; nous n'y trouvons ni l'ulcération, ni la dissémination, ni la généralisation, ni la multiplicité des formes que présentent les éruptions arsenicales.

Il est impossible de considérer davantage comme un effet des minimes quantités d'arsenic contenues dans l'eau du Mont-Dore, deux autres cas cités par M. Richelot: un phthisique a eu, à la fin du traitement, « à l'extrémité des deux mains, autour de l'ongle, des gonflements inflammatoires qui étaient le siége d'une sensation vive de piqûre et qui, pour la plupart, se sont terminés par suppurations. Chez un homme robuste, atteint d'une légère bronchite chronique, un petit phlegmon aigu, superficiel également, s'est développé à l'extrémité de l'indicateur gauche, dans les derniers jours de la cure (1). » Nous ne voyons dans ces inflammations superficielles que des tournioles simples.

L'auteur, rapprochant ces faits des accidents arsenicaux chez les ouvriers qui manipulent le vert de Scheele et le vert de Schweinfurt, ajoute : « Je le demande, est-il possible de concevoir rien de plus caractéristique? » (*Loc. cit.*, page 679.)

Nous répondons en montrant que les faits cités n'offrent pas les caractères des éruptions arsenicales.

Je ferai les mêmes objections à propos de l'éruption « de petits boutons papuleux rouges, assez confluents, donnant lieu à un prurit très-vif, qui sont disposés de manière à former deux larges plaques au-devant et sur les côtés du thorax, » dont le savant traducteur d'Hunter est atteint tous les ans, au bout de quatre à cinq semaines, et qu'il attribue à ses fréquentes stations dans les salles d'inhalation du Mont-Dore.

On ne rencontre une telle localisation de l'action arsenicale que dans certaines localisations de la cause.

Le port d'un bracelet en fausse malachite, d'une robe de soie teinte avec le vert de Schweinfurt, comme M. le professeur Gubler l'a cité dans son cours, produira bien une éruption eczémateuse limitée aux poignets ou aux épaules; mais des vapeurs arsenicales dans lesquelles l'observateur est plongé ne

(1) *Union médicale*, Mémoire cité, p. 678.

limitent pas leur action à des surfaces restreintes et recouvertes.

Si, comme nous estimons l'avoir montré, les symptômes et les lésions attribués à la présence de l'arsenic n'en proviennent pas, il devient oiseux de rechercher pourquoi l'eau de La Bourboule ne les présente pas.

Lorsqu'un médecin distingué affirme qu'il n'a pas eu l'occasion d'observer des éruptions arsenicales à La Bourboule, cela ne nous étonne point : nous avons indiqué les raisons de leur rareté. Mais quand l'honorable auteur du Mémoire que nous étudions ajoute : « Cette affirmation dans une bouche aussi autorisée ne me surprend point : je m'y attendais ; elle est tout à fait en rapport avec la doctrine que je me suis efforcé d'établir dans le présent Mémoire (1) ; » cela nous démontre combien les idées préconçues sont funestes en médecine. Elles nous font voir les choses comme à travers un prisme qui les irise des couleurs de notre choix.

CONCLUSIONS.

1° L'eczéma et le psoriasis sont avantageusement traités par les eaux de La Bourboule.

2° L'eczéma dartreux, symétrique, fluant, est le plus avantageusement modifié ; on obtient fréquemment la guérison de l'éruption.

3° L'eczéma arthritique disparaît moins rapidement.

4° Le psoriasis herpétique franc et le psoriasis arthritique présentent la même gradation que l'eczéma dans les effets du traitement.

5° Ces effets sont analogues à ceux que produit l'administration thérapeutique de l'arsenic.

(1) *Union médicale*, p. 713, *loc. cit.*, 1874.

6° On peut prendre pour base du traitement par les eaux de La Bourboule nos connaissances sur la médication arsenicale.

7° Les sels fixes qui existent dans les eaux de La Bourboule ne diminuent pas l'action de l'arsenic que ces eaux renferment.

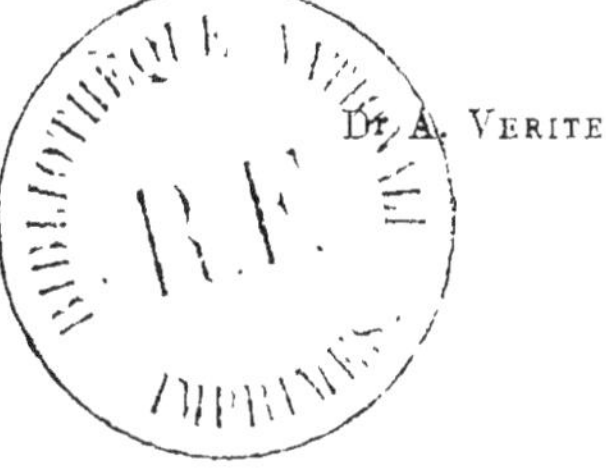

Dr A. VERITE.

(Extrait de la *Gazette des Eaux.*)

Paris — Imp. Gauthier-Villars, quai des Grands-Augustins, 55

Paris — Impr. GAUTHIER-VILLARS, 55, quai des Grands-Augustins.

www.ingramcontent.com/pod-product-compliance
Ingram Content Group UK Ltd.
Pitfield, Milton Keynes, MK11 3LW, UK
UKHW020454220726
13923UKWH00006B/2526